પાણી

મિહિર જાગૃતિ વોરા

Made with ♥ on the Notion Press Platform
www.notionpress.com

આ પુસ્તક હું મારા માતા પિતા, મોટા ભાઈ ભાભી અને નાની પ્રિય ભત્રીજી ને અર્પણ કરું છું.

સામગ્રી

પ્રસ્તાવના

મિત્રો આ પુસ્તક માં મેં પાણી વિશે તમામ વાત કરી છે , જેમકે વિશ્વ પાણી દિવસ, પાણી નું બંધારણ પાણી પીવાની રીત , પાણી ને બચાવો , પાણી નું પ્રદૂષણ , જેવા વિવિધ મુદ્દાઓ ઉપરાંત બીજા પણ અમુક નવા લીધા છે. આ માહિતી આધારિત પુસ્તક છે, અહીં આપેલી માહિતી માત્ર ધારણાઓ અને માહિતી પર આધારિત છે. આ પુસ્તક કે કોઈપણ પ્રકારની માન્યતા, માહિતીને સમર્થન આપતું નથી. કોઈપણ માહિતી અથવા ધારણા પર અમલ કરતાં પહેલાં સંબંધિત નિષ્ણાતની સલાહ લો.

સ્વીકૃતિઓ

મિત્રો આ પુસ્તક માં મેં પાણી વિશે તમામ વાત કરી છે, જેમકે વિશ્વ પાણી દિવસ. પાણી નું બંધારણ, પાણી પીવાની રીત, પાણી ને બચાવો, પાણી નું પ્રદૂષણ, પાણી પીવાના લાભ અને ગેરફાયદા જેવા મુદ્દાઓ લીધા છે, આ માટે સરકાર માન્ય લેબોરેટરીમાં વરિષ્ઠ જળ વિશ્લેષક ના સૂચન, વિવિધ અખબારી અહેવાલ, વિવિધ ગુજ વિકિપીડિયા, પાણી વિશે ના બ્લોગ, વેબ સાઈટ, પાણી ના નિબંધ પાણી ના લેખ નો સહારો લીધો છે તે સૌનો હું આભાર માનું છું. અહીં આપેલી માહિતી માત્ર ધારણાઓ અને માહિતી પર આધારિત છે..આ પુસ્તક કે કોઈપણ પ્રકારની માન્યતા, માહિતીને સમર્થન આપતું નથી. કોઈપણ માહિતી અથવા ધારણા પર અમલ કરતાં પહેલાં સંબંધિત નિષ્ણાતની સલાહ લો.

અનુક્રમણિકા

1

પાણીઅને વિશ્વ જળ દિવસ

મિત્રો પાણી એ એક રાસાયણિક પદાર્થ છે જેની રાસાયણિક સંજ્ઞા H_2O છે. આનો અણુ એક ઓક્સિજન અને બે હાઇડ્રોઝન પરમાણુ ધરાવે છે જે સહ સંયોજકક્ બંધથી જોડાયેલ હોય છે. પાણી તાપમાન અને દબાણના સામાન્ય સંજોગોમાં પ્રવાહી સ્વરુપે હોય છે, પણ તે સાથે જ તે પૃથ્વી પર તેના ધન સ્વરુપે બરફ તરીકે અને વાયુ સ્વરુપે પાણીની વરાળ તરીકે પણ સહ અસ્તિત્વ ધરાવે છે.

પૃથ્વીની સપાટીના ૭૦.૯% ભાગ પર પાણી છવાયેલ છે અને દરેક સ્વરુપ જીવન માટે આવશ્યક છે. ધરતીપર, મોટે ભાગે પાણી સમુદ્ર અને અન્ય પાણીના સ્રોત મળી આવે છે , જેમાં ૧.૬% ભાગ ભૂગર્ભ જળ સ્વરુપે છે અને ૦.૦૦૧% ભાગ વાતાવરણમાં પાણીની વરાળ, વર્ષા અને વાદળા સ્વરુપે છે.

સમુદ્ર સપાટીના પાણીનો ૯૭% ભાગ ધરાવે છે, હિમ નદી અને ધ્રુવીય હિમ ૨.૪%, અને અન્ય ભૂસપાટી સ્રોત જેવા કે નદીઓ, સરોવર, તળાવ ૦.૬% પાણી ધરાવે છે. પાનીનો ખૂબ થોડો ભાગ જીવસૃષ્ટી અને નિર્મિત પદાથોમાં હોય છે.

પૃથ્વી પરનું પાણી હમેંશા બાષ્પીભવન કે સ્થળાંતર કે સ્થળાંતરીબાષ્પીભવન, વરસાદ, કે ધસારો મોટે ભાગે દરિયા તરફ ના ચક્રમાં ફરતું રહે છે જેને જળ ચક્ર કહે છે. જમીન પરના બાષ્પીભવન સ્થળાંતરના પરિણામે વરસાદ પડે છે

સ્વચ્છ પીવાલાયક પાણી તે માનવ અને અન્ય જીવ સૃષ્ટી માટે આવશ્યક છે. સલામત પીવાલાય ક પાણીની ઉપલબ્ધતા છેલ્લા દાયકામાં વિશ્વમાં દરેક જગ્યાએ સરળ બની છે વધી છે. સલામ્ત પીવાલાયક પાણીની ઉપલબ્ધતા અને જી ડી પી વચ્ચે સીધો સંબંધ છે. જોકે અમુક નીરીક્ષકો માને છે કે ૨૦૨૫ સુધી

અડધું વિશ્વ પાની આધારીત (રોગ) નિર્બળતા નો સામનો કરી રહ્યું હશે.

હાલમાં પ્રસિદ્ધ રિપોર્ટ નવેંબર ૨૦૦૯ કહે છે કે ૨૦૩૦ સુધી, વિશ્વના અમુક વિકાસશીલ ક્ષેત્રોમાં, પાણીની જરૂરીયાત પુરવઠા ના ૫૦% જેટલી વધુ હશે.વિશ્વના અર્થતંત્રમાં પાણી મહત્ત્વની ભૂમિકા ભજવે છે, કેમકે તે ઘણાં પ્રકારના રાસાયણીક પદાર્થના દ્રાવક તરીકે વપરાય છે, તે એક ઔધોગિક વાહક ને કારક છેછે. લગભગ ૭૦% જેટલું પાણી ખેતીવાડી દ્વારા વાપરવામાં આવે છે. વિશ્વને પાણીની જરૂરિયાતથી જાગૃતિ કરાવવાના હેતુથી સંયુક્ત રાષ્ટ્રે વિશ્વ જળ દિવસ મનાવવાની શરૂઆત કરી હતી

મિત્રો પાણી આપણા માટે એક એવો વારસો છે જેને આવનારી પેઢી માટે સંભાળીને રાખવું ખૂબ જ જરૂરી છે. પાણી વગર જીવન શક્ય નથી. કહેવાય છે કે મનુષ્ય ખાધા વગર તો રહી શકે છે પરંતુ પાણી વગર જીવત ન રહી શકે. જો કે, લોકોને આ વાત સમજમાં નથી આવતી અને તે પાણીને બચાવીને રાખવાની જગ્યાએ વ્યર્થ કરવામાં વ્યસ્ત થઇ રહ્યા છે. લોકો પાણીનું મહત્ત્વ સમજવાનું છોડી ચુક્યા છે. વિશ્વને પાણીની જરૂરત સમજાવાના હેતુથી જ વિશ્વ જળ દિવસ મનાવવવાની પ્રથા શરૂ થઇ છે. આ માહિતી આધારિત છે .જેની નોંધ લેવા વિનંતી છે.

ફિલોસોફર થેલ્સે કેટલાય વર્ષો પૂર્વે કહ્યુ હતુ કે પાણી જ તમામ ભૌતિક વસ્તુઓનું કારણ અને સમસ્ત પ્રાણી જીવનનો આધાર છે પરંતુ હવે લોકો આ વાતને મહત્ત્વ નથી આપી રહ્યા. આ કારણથી દર વર્ષે વિશ્વ જળ દિવસ મનાવવામાં આવે છે.

વિશ્વને પાણીની જરૂરિયાતથી જાગૃતિ કરાવવાના હેતુથી સંયુક્ત રાષ્ટ્રે વિશ્વ જળ દિવસ મનાવવાની શરૂઆત કરી હતી. વર્ષ 1992માં રિયો ડિ જનેરિયોમાં આયોજિત પર્યાવરણ તથા વિકાસની દ્રષ્ટિથી સંયુક્ત રાષ્ટ્ર સંમેલનમાં વિશ્વ જળ દિવસ મનાવવાની શરૂઆત કરવામાં આવી હતી. જેનું આયોજન પ્રથમવાર વર્ષ 1933માં 22 માર્ચે થયું હતું.

વિશ્વ જળ દિવસ મનાવવાનો હેતુ વિશ્વને જાગૃત કરવવાનો છે કે પાણી બચાવવું કેટલું જરૂરી છે, આ આપણું મૂળભૂત સંસાધન છે, તેનાથી કેટલાય કામ સંચાલિત થાય છે અને તેની અછતથી મોટાભાગની પ્રવૃત્તિઓ ઠપ થઇ શકે છે. આ હેતુનો દિવસ લોકોનું જણાવવાનો છે કે પાણી વગર તેમના અસ્તિત્વ પર જોખમ આવી શકે છે

વિશ્વ જળ દિવસને દર વર્ષે એક થીમની સાથે મનાવવામાં આવે છે. વિશ્વ જળ દિવસ ૨૦૨૨ ની થીમ છે ભૂગર્ભજળ: અદ્રશ્યને દ્રશ્યમાન બનાવવું, જેનું લક્ષ્ય લોકોને પાણીનું મહત્ત્વ સમજાવવાનો છે. વિશ્વમાં કેટલાય એવા દેશ છે

જ્યાં લોકોને પીવાનું પાણી પણ મળી શકતું નથી અને છેવટે તેઓ ગંદું પાણી પીને કેટલીય બધી સ્વાસ્થ્ય સંબંધિત સમસ્યાઓનો સામનો કરે છે. એવામાં પાણીના મૂલ્યને સમજવું ખૂબ જ જરૂરી છે.

દર વર્ષે વિશ્વ જળ દિવસના અવસરે કેટલાય પ્રકારના કાર્યક્રમોનું આયોજન થાય છે. ભાષણ, કવિતાઓ અને વાર્તાઓના માધ્યમથી લોકોને જળ સંરક્ષણ અને તેનું મહત્ત્વ સમજાવવાનો પ્રયાસ કરવામાં આવે છે. કેટલાત પ્રકારની તસવીરો અને પોસ્ટર શેર કરવામાં આવે છે જેનો હેતુ લોકોને પાણીની જરૂરત સમજાવવાનો હોય છે.

પાણી પણ લોહી જેવું કુદરતી પ્રવાહી છે. જેને પ્રયોગશાળામાં બનાવી શકાતું નથી. પૃથ્વી પરના સમુદ્રો તથા મહા સાગરોમાં ૧૩૭૦ મિલિયન ધનફૂટ જળ છે. જે કુલ જળ જથ્થાના આશરે ૯૭.૨૫% જેટલું છે. હિમક્ષેત્રોમાં આશરે ૨.૧% જેટલો જળ જથ્થો છે. જ્યારે ૧% જેટલો જળ જથ્થો વાતાવરણમાં ભેજ અને સપાટી પરના જળ સ્વરૂપે છે. માનવ અને સજીવ સૃષ્ટિ માટે પીવાલાયક પાણી માત્ર ૨% જેટલું જ છે.

પાંચ મિનિટના શાવર સ્નાનમાં સરેરાશ ૯૫ લીટર પાણી બગાડે છે. પાણીનાં બેડાં માથે લઈને પાણી શોધવા નીકળતી મહિલાઓના જીવનનો ૨૫ ટકા હિસ્સો પાણીમાં જાય છે. નળમાંથી એક સેકન્ડમાં એક ટીપું પાણી ટપકતું હોય તો એક અઠવાડિયામાં ૫૦૦ લીટર પાણીનો બગાડ થાય છે.

અનાજ પેદા કરવા માથાદીઠ ૩૦૦૦ લીટર પાણી જોઈએ. વિશ્વમાં પીવાલાયક પાણીનો જથ્થો ૨ ટકા કરતાં પણ ઓછો છે. વિશ્વમાં પાણીના કુલ વપરાશનો ૭૦ ટકા હિસ્સો ખેતીમાં વપરાય છે. ૨૦ ટકા ઇન્ડસ્ટ્રીઝ અને ૧૦ ટકા ઘરેલું વપરાશ થાય છે.

માણસની રોજની પીવાના પાણીની જરૂરીયાત ૩ થી ૪ લીટર છે જ્યારે એક દિવસનું ફૂડ તૈયાર કરવામાં ૨૦૦૦ થી ૫૦૦૦ લીટર પાણી વપરાય છે. એક સર્વે પ્રમાણે ૭૦% પાણીનો ઉપયોગ સિંચાઈ માટે થાય છે. આપણે રોજબરોજ દૂધનો વપરાશ કરીએ છીએ પરંતુ એ જાણીને નવાઇ વાગશે કે એક પશુ પાસેથી ૧ લીટર દૂધ મેળવવા માટે ૧૦૦૦ લીટર પાણીનો વપરાશ થાય છે. આ ૧ હજાર લીટર પાણીમાં પશુઓનો પિવડાવવામાં આવતા પાણી ઉપરાંત ઘાસચારો ઉગાડવા અને સાફસફાઈ માટે વપરાતા પાણીનો પણ સમાવેશ થાય છે

હોસ્પિટલમાં જોવા મળતા ૧૦ દર્દીઓમાંના આઠની બિમારીનું કારણ ખરાબ પાણી છે. જ્યાં એક લોટા પાણીથી કાર્ય સંપન્ન થઈ શકતું હોય ત્યાં એક બાલદી પાણી બગાડવાની જરૂર નથી. આ જાતનો અભિગમ અપનાવવામાં આવે તો

શહેરોમાં પાણીની તંગીને મહદ્‌અંશે ઓછી કરી શકાય. આ માટે કોઇ બાહ્યશક્તિ નહી પણ ફક્ત આંતરિક મક્કમ મનોબળની જરૂર છે.

2

પાણી થી શરીરને ફાયદો થાય છે

પાણી થી શરીરને ફાયદો થાય તે માટે યોગ્ય રીતે પાણી પીવું ખૂબ છે. પાણી શરીર માટે ઓષધિ સમાન છે, જેની ઉણપ વ્યક્તિને મૃત્યુ તરફ પણ દોરી શકે છે. ખાસ કરીને ઉનાળામાં શરીરમાં પાણીની કમી સૌથી વધુ થતી હોય છે અને તેનાથી બચવા માટે તમારે તેને પીવાની યોગ્ય અને સાચી રીત જાણવી જરૂરી છે. જો તમે પણ પાણી પીતી વખતે આ ભૂલો કરો છો તો તેને તરત જ બદલી નાખો.

તરસ લાગી હોય ત્યારે એક સાથે ઘણું બધુ પાણી પીઓ છો? પાણી પીવું એ સારી બાબત છે, જો કે એક સાથે વધુ પડતું પાણી પીવું યોગ્ય નથી. દિવસમાં ત્રણથી ચાર લિટર પાણી પીવાની ભલામણ કરવામાં આવે છે, પરંતુ આનાથી વધુ પીવું ક્યારેક નુકસાનકારક સાબિત થઈ શકે છે.

એક જ સમયે મોટી માત્રામાં પાણી શરીરમાં પહોંચે એટલે તે ઇલેક્ટ્રોલાઇટ્સને પાતળું કરે છે, જેના કારણે હાઇપોનેટ્રેમિયા નામની સ્થિતિ સર્જાય છે. આમાં, સોડિયમનું સ્તર ઘટવા લાગે છે. તેથી ન તો વધારે પાણી પીવું અને ન તો એક સાથે પીવુ જોઈએ.

વારંવાર પાણી પીવું પણ યોગ્ય નથી. પાણીનુ વધુ પડતુ પ્રમાણ શરીરના લોહીમાં સોડિયમ અને વધુ પડતા લિક્વિડ પદાર્થોને સંતુલિત કરી શકતુ નથી. જેના કારણે શરીરમાં સોજો પણ આવી શકે છે. આ સાથે જ વારંવાર પાણી પીવાથી એડિમાનો ભય રહે છે.

આયુર્વેદ અનુસાર, ઉભા રહીને પાણી પીવાથી પેટ પર વધુ પ્રેશર આવે છે. ઉભા રહીને પાણી પીવાથી પાણી ઈસોફેગસ દ્વારા પ્રેશર સાથે પેટમાં ઝડપથી

પહોંચે છે. તેનાથી પેટ અને પેટની આસપાસની જગ્યા અને પાચનતંત્રને નુકસાન થાય છે.

જમતી વખતે વારંવાર કે વચ્ચે વચ્ચે પાણી પીવું પણ યોગ્ય નથી. જો તમને આવી આદત હોય તો તમારે તેને તરત જ બદલવી જોઈએ. ભોજન સાથે પાણી પીવાથી પેટ ફૂલવાની સમસ્યા થઈ શકે છે.

પાણી તમારા ગેસ્ટ્રિક જ્યુસને પાતળું કરે છે, અને ખોરાકને પચવામાં મુશ્કેલ બનાવે છે, ખાસ કરીને પ્રોટીન પચવામાં અધરુ પડે છે. આટલું જ નહીં તેનાથી તમને એસિડ રિફ્લક્સની સમસ્યા પણ થાય છે. ભોજન પહેલાં 30 મિનિટ અને ભોજન પછી 30 મિનિટ પાણી પીવું જોઈએ.

કાળઝાળ ગરમીમાં રેફ્રિજરેટર ખોલીને ઠંડુ ઠંડુ પાણી પીવું સામાન્ય બાબત છે. જો કે, તે પીવામાં તો ઘણું જ સારું લાગે છે પણ તે શરીરને નુક્શાન પહોંચાડે છે. આ વધારે પડતુ ઠંડુ પાણી યોનિ તંત્રિકાને નુકસાન પહોંચાડી શકે છે, જે રોગપ્રતિકારક તંત્રમાં સૌથી લાંબી તંત્રિકા છે.

જો તમે એક શ્વાસમાં પાણી ગટગટાવી જાવ છો, તો હવે તમારે ચેતી જવાની જરૂર છે. પાણી પીવાની આ રીત તમને નુકસાન પહોંચાડી શકે છે. ઘણી વખત પાણી સીધું છાતીમાં પહોંચી જાય છે અને તેનાથી અસહ્ય દુ:ખાવો થઈ શકે છે. આ પ્રક્રિયા તમારા અંગોને નુકસાન પહોંચાડી શકે છે.

પારંપરિક રીતે, પૂર્વ વિશ્વમાં નમન કર્યા વિના કોઈ પાણી પીતું નહોતું કારણ કે, તમે પાણી સાથે જેવો વ્યવહાર કરશો પાણી તે જ રીતે વર્તશે. પાણીની દરેક આણ્વિક સંરચના જે માત્રામાં સ્મૃતિ અને બુદ્ધિમત્તા ધરાવે છે તે ખૂબ જ વ્યક્તિગત છે અને તે તમારી અંદર કઈ રીતે વર્તશે તે પણ ખૂબ અલગ હશે. તે બધું એનું એ જ પાણી હશે પણ, તે બધું એક જેવી રીતે જ નહિ વર્તે.

પાણી પીતા પહેલા એક ક્ષણ માટે કૃતજ્ઞતા અને આદરભાવ પ્રકટ કરો કારણ કે, આ એ સામગ્રી છે જે તમારું જીવન વનાવે છે. સત્ય તો એ છે કે તમે તેના વિના જીવી પણ નથી શકતા. તો, તમે તમારા જીવનનો જે આધાર છે તે બધાંને નમન કરો છો. જો તમે આ તત્ત્વોને બરાબર રાખશો તો તમારે ડૉક્ટરનું મોં નહિ જોવું પડે, સિવાય કે તમને બહારથી કોઈ ચેપ લાગે.

તમારા હાથેથી પાણી પીવું એ શ્રેષ્ઠ રીત છે. જો તે શક્ય ન હોય તો, જો કોઈ તમને ધાતુના વાસણમાંથી પાણી પીવડાવે અને તમે ખોબો ભરીને પાણી પીઓ. શું તમે આ જોયું છે? ભારતીય ગામડાઓમાં હજી તેમ જ થાય છે. તમે પાણી પીતા પહેલા તેને અડો એ અગત્યનું છે, તમે તેને પહેલા અડો છો, તેટલો સમય

પસાર થવા દો છો અને પછી પીઓ છો. ત્યારે તે અલગ રીતે વર્તશે.

મિત્રો સદગુરુ ની નીચેની વાત જાણવા લાયક છે તેઓ એક પોતાના પ્રવચન માં કહે છે કે,આજે, અનેક લોકો એક ગ્લાસ પાણીમાં પોણો ગ્લાસ બરફ નાખીને પાણી પીઓ છે. યોગિક સંસ્કૃતિમાં, જો તમે આંતરિક રૂપાંતરણના માર્ગ ઉપર છો અને તમારે તમારા સિસ્ટમને અન્ય સંભાવનાઓમાં રૂપાંતરિત કરવા છે તો તમે તેવું જ પાણી પીશો જેનું તાપમાન તમારા શરીરના તાપમાનથી ૪ ડિગ્રીના તફાવતમાં હોય.

તમારા ભૌતિક શરીરનું તાપમાન ૩૭ ડિગ્રી આસપાસ હોય છે તેથી, તમે ૩૩ થી ૪૧ ડિગ્રીની વચ્ચેનુંતાપમાન ધરાવતું પાણી પીઓ છો. જો તમે વિદ્યાથી છો, જે માત્ર જ્ઞાન પ્રાપ્ત કરવા માટે ઇચ્છે છે અને રૂપાંતરણ નથી ઇચ્છતો, તો તમારે ૮ ડિગ્રીના તફાવતવાળું પાણી પીવું જોઈએ. જો તમે એક ગૃહસ્થ છો જેને શિક્ષણ કે રૂપાંતરણમાં રસ નથી, માત્ર પત્ની અને બાળકોની સંભાળ રાખવી છે, તો તમે ૧૨ ડિગ્રીના તફાવતવાળું પાણી પી શકો છો. તેનાથી વધુ તફાવતવાળું પાણી કોઈને માટે અનુકૂળ નથી.

જો તમને તરસ નહિ લાગે તો તમે પાણી ન પીઓ, તમને કંઇ નહિ થાય. આજકાલ લોકો પાણીની બોટલ સાથે રાખે છે અને સતત એક એક ઘૂંટડો પીધે રાખે છે કારણ કે, તેમની આગળ એવું માર્કેટિંગ કરવામાં આવ્યું છે. જ્યારે તમે વધુ પડતી માત્રામાં, ખાસ કરીને થોડી થોડી વારે ઘૂંટડા ભરો છો ત્યારે શરીર તેને શોષી લે છે.

જો તમે પાણીને એકવારમાં પી લો ત્યારે શરીર નક્કી કરે છે કે કેટલું ગ્રહણ કરવું અને કેટલું જવા દેવું પણ, જો તમે આખા દિવસ દરમિયાન ઘૂંટડા ભર્યા કરી તો શરીર છેતરાઈ જશે અને તે જરૂર કરતાં વધુ માત્રામાં પાણીનું શોષણ કરશે. તેથી, નાજુકાઈપૂર્વક સંતુલિત થયેલું સોડિયમનું સ્તર નીચું જશે.

મગજમાં સોડિયમનું સ્તર ઘટવાને કારણે મગજના સોજા વધશે. બાકીના શારીરને પણ અસર થશે પણ, તે નોંધપાત્ર નહિ હોય. મગજના સોજાનો અર્થ તમારા મગજનો વિકાસ નથી. સોજો એ એક પ્રકારની માંદગી છે. પૂરતી માત્રામાં સોડિયમ નહિ હોવાથી મગજમાં સોડિયમનું સતર સંતુલિત કરવા માટે વધુ માત્રામાં પાણી જશે. મગજમાં વધુ પાણીનો અર્થ છે કે તમારું મગજ ચકરાઈ જશે અને તમને માનસિક અસંતુલનો થશે.

જ્યારે તમને તરસ લાગે ત્યારે તમારે પાણી પીવું જ જોઈએ. માત્ર એ ખાત્રી કરો કે તમે પૂરતા પ્રમાણમાં પાણી પીઓ છો, તમને ખરેખર જરૂર હોય તેના કરતા ૧૦% વધુ પાણી પીઓ.

જો તમે આખો દિવસ પાણીની બોટલ સાથે રાખીને મિનિટે મિનિટે ઘૂંટડો ભરનારામાંના નથી તો થોડું વધારે પાણી પીવું સારું છે અને પછી જ્યારે તરસ લાગે ત્યારે પાણી પીતા પહેલા અમુક સમય માટે રાહ જોવી પડે ત્યારે કોઈ આપત્તિ નહિ સર્જાય. પણ, ત્યારે જ, જ્યારે તમે તરસ્યા છો અને તમને પાણી પીવાની જરૂર છે પણ તમે પાણી નથી પીતા તો એ તમારી સિસ્ટમને હાનિ પહોંચાડે છે.

જ્યારે તમને તરસ જેવું લાગે ત્યારે પાણી પીવું ખૂબ જ જરૂરી છે. જ્યારે તમારું શરીર તમને તરસ લાગી તેવો ઇશારો કરે છે ત્યારે તમારે તેને વીસ મિનિટ અથવા ઓછામાં ઓછા અડધા કલાકમાં પાણી આપી દેવું જોઈએ. શરીર તેનું ચયન કરી નાખશે કે તેમાંથી કેટલું ગ્રહણ કરવું અને કેટલું જવા દેવું.

એ માત્ર પાણી પીવા પૂરતું જ સીમિત નથી; તમારે પાણીની ઉચ્ચ માત્રા ધરાવતો ખોરાક ખાવો જોઈએ. જો તમે એક ફળ ખાશો, તો તેમાં લગભગ ૮૦% પાણી રહેલું છે. શાકભાજીઓમાં લગભગ ૭૦% પાણી રહેલું છે.

તમારા ભોજનમાં ઓછામાં ઓછી ૭૦% પાણીની માત્રા હોવી જોઈએ. જો તમે ખૂબ ઓછી માત્રામાં પાણી રહેલો ખોરાક ખાશો તો તે તમારા પેટમાં સિમેન્ટની જેમ ચોંટી જશે.

જો તમે રુખું-સૂકું ભોજન કરીને પાણી પીઓ તો એ કામ નહિ કરે. જ્યારે તમે ખોરાક ખાઓ, ત્યારે તેમાં તમારા શરીરમાં જેટલા ટકા પાણી છે તેટલી માત્રામાં તો પાણી હોવું જ જોઈએ. તેથી જ, ફળ અને શાકભાજી તમારા આહારનો ભાગ હોવા જોઈએ. ફળોમાં લગભગ ૮૦ થી ૯૦% પાણી હોય છે, તેથી જ ખાવા માટે તે સૌથી ઉત્તમ વસ્તુ છે.

અહીં આપેલી માહિતી માત્ર ધારણાઓ અને માહિતી પર આધારિત છે. અત્રે એ ઉલ્લેખ કરવો જરૂરી છે આ પુસ્તક કે કોઈપણ પ્રકારની માન્યતા, માહિતીને સમર્થન આપતું નથી. કોઈપણ માહિતી અથવા ધારણા પર અમલ કરતાં પહેલાં સંબંધિત નિષ્ણાતની સલાહ લો.

3

તાંબાના વાસણમાંથી પાણી પીવાના ફાયદા

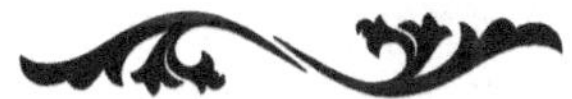

મિત્રો તાંબાના વાસણમાંથી પાણી પીવાના ફાયદા છે કારણ કે, તાંબુ શ્રેષ્ઠ વાહક ધાતુઓમાંનું એક છે અને તે પાણીને ઊર્જાન્વિત કરે છે.

જો તમે પાણીનું રાસાયણિક બંધારણ તપાસો તો તે નહિ બદલાય, માત્ર તેની આણ્વિક સંરચનામાં ફેરફાર થશે.

જો તમે પાણીને તાંબાના વાસણમાં આખી રાત અથવા તો લગભગ ૬ કલાક ભરી રાખીને પછી પીશો તો તમને પાણી ખૂબ જ અલગ લાગશે અને માત્ર પાણીને યોગ્ય જગ્યાએ રાખવાથી લોકોના નાના-નાના વિવિધ રોગો મટાડી શકાય છે.

યોગ્ય જગ્યા એટલે ત્યાં હવાની પૂરતી અવરજવર પણ છે અને સૌથી વધુ પાણી વિષે તમારા વિચારો અને ભાવનાઓ, તેના વિષે સભાન રહેવું કે તમે અત્યારે જે છો તેના વિષેનો આ એક મુખ્ય ઘટક છે.

પાણી એ વસ્તુ નથી, તે જીવન બનાવનારી સામગ્રી છે. મેં ઘણા લોકોને તેઓની પાણી માત્ર પીવાની રીતમાં જ ફેરફાર કરીને લાંબી બીમારીઓમાંથી બહાર નીકળતા જોયા છે.

સવારની શરૂઆત પાણીથી કરવાથી શરીરના ટોકસીક દૂર થાય છે અને તે તમને દિવસભર તાજગીભર્યા રાખે છે. જોકે ફ્રીઝ કે વધુ ઠંડુ હોય એવું માટલાનું પાણી પીવા કરતા સ્હેજ હુંફાળુ પાણી પીવુ જોઇએ.

આયુર્વેદમાં કહ્યું છે કે જમ્યા બાદ તરત પાણી ન પીવુ. જો કે જમવાના અડધો કલાક પહેલા થોડું પાણી પીવુ જોઇએ.

પાણી વિના આપણું જીવન સંભવ નથી.પાણી શુધ્ધ હોય તો પણ તેને કયારે અને કેવી રીતે પીવામાં આવે તેની આરોગ્ય પર અસર થાય છે. આપણું 60 ટકા શરીર પાણીનું બનેલું છે.

દરરોજ ઓછામાં ઓછુ 2થી 3 લીટર પાણીપીવું જોઇએ. જો કે દિવસ દરમિયાન એવા છ સમય એવા હોય છે જયારે અચુક પાણી પીવું જોઇએ.

જયારે સવારે ઉઠો ત્યારે દિવસની શરૂઆત એક ગ્લાસ પાણી પીને કરવી જોઇએ. તે વાત અનેક વખત કહેવાઇ અને લખાઇ છે. તેમ છતાં બહુ ઓછા લોકો રોજ તેનો અમલ કરે છે.

સવારની શરૂઆત પાણીથી કરવાથી શરીરના ટોકસીક દુર થાય છે અને તે તમને દિવસભર તાજગીભર્યા રાખે છે. જોકે ફ્રીઝ કે વધુ ઠંડુ હોય એવું માટલાનુંપાણી પીવા કરતા સ્હેજ હુંફાળુ પાણી પીવુ જોઇએ.

આયુર્વેદમાં કહ્યું છે કે જમ્યા બાદ તરત પાણી ન પીવુ. જો કે જમવાના અડધો કલાક પહેલા થોડું પીવુ જોઇએ. તેનાથી જીભના સ્વાદેન્દ્રિયો સતેજ થાય છે.

ઉપરાંત જમ્યા બાદ તરત પાણી પીવાની જરુર લાગતી નથી. કયારેક જમવાના થોડા પછી આપણને ભુખ લાગી હોય તેવું લાગે છે. ખરેખર તરસ લાગી હોય અને શરીરમાં પાણીની થોડી કમી થઇ હોય તેવું બની શકો.

આવા વખતે એક ગ્લાસ પાણી પી લો. જ્યારે કોઇ પણ કસરત કરો ત્યારે તે શરુ કરતા પહેલા અને પછી પાણી અચુક પીવુ જોઇએ. જેથી શરીર ડિહાઇડ્રેટ ન થાય.

સામાન્ય તાવ કે બિમારીમાં પણ પાણી વધુ પીવુ જોઇએ. જેનાથી શરીરમાં પાણીનું પ્રમાણ જળવાવા ઉપરાંત હાનિકારક તત્વો શરીરમાંથી ઝડપથી બહાર નીકળે છે.

જયારે કોઇ કારણ વિના વધુ થાકનો તમે અનુભવ કરો અને આરામ કરી શકો તેમ ન હોય તો એક ગ્લાસ પાણી પીવો. બની શકે કે તમારા શરીરને ખરેખર પાણીની જરુર હોય અને તમ સમજી શકતા ન હોવ.

હંમેશા બેસીને પાણી પીવાની આદત રાખો.- એક સાથે વધુ પાણી પીવાની જગ્યાએ સિપ-બાય-સિપ પાણી પીવો.

ગરમ પાણી અથવા રૂમ ટેમ્પરેચર પર રાખેલું પાણી પીવો. ઠંડુ પાણી તમારી પાચનશક્તિને નબળી કરી દેશે, જેથી ડાયરેક્ટ ફ્રીજમાંથી ઠંડુ પાણી પીવાનું ટાળો.

પાણીનો સંગ્રહ કરવા માટે માટીના વાસણ, તાંબા અથવા સ્ટીલનો ઉપયોગ કરો. વહેતું પાણી ક્યારેય ન પીવો. હંમેશા સંગ્રહિત પાણી પીવો. સારા પાચન માટે, ઉકાળેલું પાણી પીવો. સવારે ઉઠીને સૌ પ્રથમ ગરમ પાણી પીવાની આદત

કેળવો.

પાણી સ્વાસ્થ્ય માટે સારું છે તેમ માનીને તમારે જરૂર કરતાં વધુ પાણી પીવાની જરૂર નથી. ડો. રાધામોની જણાવે છે કે, આયુર્વેદ અનુસાર પાણીને પણ પચાવવું જરૂરી છે.

વ્યક્તિદીઠ પાણીની જરૂરિયાત અલગ હોય છે. જો તમને કબજિયાત રહેતી હોય, મોઢું સુકાતું હોય, પેશાબ પીળાશ પડતો આવતો હોય અને પરસેવો ન વળતો હોય તો તમારે વધારે પાણી પીવાની જરૂરિયાત છે.

જમ્યાના 30 મિનિટ પછી અથવા તે પહેલાં પાણી પીવો. કુપોષિત વ્યક્તિ માટે ખોરાક પછી 30 મિનિટ અને વધુ વજનવાળા વ્યક્તિ માટે ભોજન પહેલાં 30 મિનિટ પાણી પીવું યોગ્ય છે. , ઉનાળા સિવાય તે દરેક સિઝનમાં જીરા સાથે ઉકાળેલું પાણી પી શકો છો.

અહીં આપેલી માહિતી માત્ર ધારણાઓ અને માહિતી પર આધારિત છે. અત્રે એ ઉલ્લેખ કરવો જરૂરી છે આ પુસ્તક કે કોઈપણ પ્રકારની માન્યતા, માહિતીને સમર્થન આપતું નથી. કોઈપણ માહિતી અથવા ધારણા પર અમલ કરતાં પહેલાં સંબંધિત નિષ્ણાતની સલાહ લો.

4

પાણીનો વ્યય અટકાવવો જોઇએ

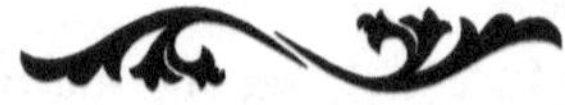

પાણીનો વ્યય અટકાવવો જોઇએ. દૈનિક હજારો ગેલન પાણીનો વ્યય થતો હોય ત્યારે પાણીની અછત માટે બીજાને દોષિત ઠેરવવા સરળ છે, પરંતુ આપણે પોતાના વ્યવહારની પણ જાતતપાસ કરતાં રહેવું જોઇએ.

ગળતા પ્રવાહીને તુરત જ બંધ કરવું જોઇએ. જરૂર ન હોય તો નળ બંધ રાખવા અને જ્યારે બહાર જાવ ત્યારે તો ખાસ બાથરૂમના નળો તપાસી લેવાં. તમારાં વાહનને ડોલમાં પાણી ભરીને સાફ કરો નહીં કે પાઇપના પાણીથી.

શૌચાલયમાં પણ લો ફ્લો ટોયલેટ બેસાડો, તે ફ્લશ ટોયલેટ કરતાં ઓછા પાણીનો ઉપયોગ કરે છે. જો તમારી પાસે પાણીના ફૂવારાં હોય તો તેનો અવારનવાર ઉપયોગ ન કરો.

પાણીની અછત એ ગંભીર સમસ્યા છે અને માત્ર વિશ્વ પર્યાવરણ દિવસે પુરતી જ તેને લક્ષ્યમાં ન લેવી જોઇએ, પાણીની બચત માટે સામુહિક અને અસરકારક પ્રયાસ કરવા જોઇએ. વળી આ બાબતે દેશમાં જ નહીં પણ સમગ્ર વિશ્વમાં વધુને વધુ જાગૃતિ ફેલાવવા પ્રયાસ કરવા જોઇએ.

દરેકના ઘરમાં પાણીના સંગ્રહ માટે ની ટાંકી હોય છે. જો ટાંકી માં તિરાસડ પડી હોય અને પાણી નો બગાડ થતો હોય તો ઘર ના બધા નળ બંધ કરી ટાંકી પાણી થી ભરીને ચેક કરવું અને પાણી ની સપાટી ઘટતી માલુમ પડે તો ટાંકી ની મરામત કરાવવી. કેટલીક વાર પાણીના નળ માંથી તેનું વાયસર ગયેલ હોય કે નળ લુઝ હોય તો પાણી ધીમે ધીમે ટપકતાં તેનો બગાડ થાય છે.

એક અંદાજ મુજબ એક ટપકતાં નળમાંથી ૨૪ કલાક દરમ્યાન ૨૦ લિટર જેટલું પાણી બહાર નીકળી જાય છે. જો એક લાખની વસ્તી વાળા શહેરમાં

ફક્ત ૨૦ ટકા કુટુંબોના રહેઠાણમાં જો આવા બે ટપકતા નળ હોય તો અંદાજે ૧,૬૦,૦૦૦ લિટર પાણી નો બગાડ થાય છે.

ઘણા લોકો વોશબેઝીન માં હાથ-મોં ધોતી વખતે કે દાતણ કરતી વખતે આળસને લિધે પાણી નો નળ ચાલુ રાખે છે પરિણામે વધારે પાણી વહી જતા તેનો બગાડ થાય છે.

આ સંજોગોમાં ઘરના દરેક સભ્યો જરૂર મુજબ નળ ખુલ્લો રાખી પાણી વાપરે તો પાણી ની સારી એવી બચત કરી શકાય છે. એક અંદાજ મુજબ આવા નળ માંથી એક મિનિટમાં ૫ લિટર જેટલુ પાણી નીકળે છે. જો એક લાખની વસ્તી ધરાવતા શહેરોમાં ફક્ત ૨૦ ટકા કુટુંબોમાં તેના ૩ સભ્યો ફક્ત બે વાર ત્રણ-ત્રણ મિનિટ કારણ વિના નળ ખુલ્લો રાખે તો દૈનિક ૩,૬૦,૦૦૦ લિટર પાણી નો બગાડ થાય છે.

ઘરોમાં જુના સમયમાં વપરાતા સંડાસ ના ટબને બદલે નવા નાના ટબ વાપરવામાં આવે તો પાણીની બચત થઈ શકે છે. જો મુતરડી માટે ના ટબની અલગ વ્યવસ્થા રાખવામાં આવે તો પણ પાણી બચાવી શકાય.

એક ગણતરી મુજબ એક લાખની વસ્તી વાળા શહેરમાં ફક્ત ૫ ટકા લોકો દિવસમાં ફક્ત એક વાર બિનજરૂરી રીતે ફ્લશનો ઉપયોગ કરી ૧૦ લિટર જેટલું પાણી વાપરે તો દૈનિક ૫૦,૦૦૦ લિટર જેટલા પાણીનો બગાડ થાય છે.

પહેલાના સમયમાં કુટુંબ ના બધા સભ્યો એક સાથે બેસીને ચા નાસ્તો કરતા અને જમતા હતા પરિણામે ફક્ત ત્રણ વખત વાસણો પાણીથી સાફ કરવામાં આવતા હતા.

પરંતુ વર્તમાન સમયમાં સમય નો અભાવ, વિવિધ કામો માં વ્યસ્તતા તેમજ ધંધાકીત / નોકરીના અલગ અલગ સમય, મહેમાનો ની અવરજવર વગેરે કારણોસર દિવસમાં ૫-૬ કે વધુ વખત વાસણો ધોવામાં આવે છે.

આમ વારંવાર વાસણો ધોવાને કારણે પણ પાણીનો વપરાશ વધે છે. એક અંદાજે મુજબ એક લાખની વસ્તીવાળા શહેરમાં રહેતા ૧૦,૦૦૦ કુટુંબો દૈનિક ફક્ત ૨૫ લિટર પાણી બચાવે તો ૨,૫૦,૦૦૦ લિટર પાણીની બચત કરી શકાય.

કપડાં ધોવા માટે આજકાલ ડિટરજન્ટ પાઉડર અને વોશિંગ મશીનનો ઉપયોગ વધતો જાય છે કે જેમાં પાણીનો વપરાશ વધુ પ્રમાણમાં થાય છે. જો ડોલ કે તગારામાં પાણીનો વપરાશ ઘટાડી શકાય.

જો ડોલ કે તગારા જેવા બે ત્રણ પાત્ર માં પાણી ભરી કપડાં નિતારવામાં આવે તો પાણીનો વપરાશ ઘટાડી શકાય છે. એક અનુમાન મુજબ એક લાખ વસ્તી ધરાવતા શહેર માં જો ૫૦૦૦ કુટુંબો દ્વારા દૈનિક ૨૫ લિટર પાણી બચાવે તો ૧,૨૫,૦૦૦ લિટર પાણીની બચત થઈ શકે.

ઘરોમાં ઠંડક માટે વપરાતા કુલરમાં એક અંદાજ મુજબ કલાકમાં ૫૦ લિટર જેટલું પાણી વપરાય છે. ઉનાળાની ઋતુમાં કુદરતી હવાની અવરજવર દક્ષિણ દિશાએ આવેલ બારીઓમાં વધુ થાય તેને બદલે જો કુલરને ઉતર – પુર્વ દિશામાં બેસાડવામાં આવે તો હવાની અવરજવર ઓછી થાય છે.

આમ, હવાની યોગ્ય અવરજવરને ધ્યાને રાખ્યા સિવાત કુલરને બેસાડવામાં આવે તો હવામાં ભેજનું પ્રમાણ વધી જાય છે અને કેટલીક વાર પંખાનો અવાજ પણ વધારે સંભળાય છે. આવું ઘણા ઘરોમાં જોવા મળે છે.

તેથી કુલરને હવાની અવરજવાર વાળી જગ્યાએ બેસાડી તેની વિરુદ્ધ દિશામાં હવાના નિકાલ માટેની બારીઓ , હવાબારી ગોઠવવા માં આવે તો તે વધુ લાભદાયી નિવડે છે. જો હવાની અવરજવરને ધ્યાને લઈ કુલર બેસાડવામાં આવે તો કુલરની સંખ્યા માં પણ ઘટાડો કરી શકાય છે.

એક અંદાજ મુજબ એક લાખની વસ્તીમાં ના શહેર માં ફક્ત ૨૦૦૦ કુટુંબો ઉપરોકત રીતે કુલર બેસાડે તો દૈનિક ૨૫ લિટર પાણીની બચત થાય અને તે મુજબ દૈનિક ૫૦,૦૦૦ લિટર પાણી બચાવી શકાય છે.

જે ઘરોની આજુબાજુ હરીયાળી લોન , ફુલછોડ વગેરે ઉગાડેલા છે તેને સુર્યાસ્ત પછી પાણી આપવું જોઈએ જેથી બાષ્પીભવન ઓછું થાય. ક્યારાની જમીન પર સુકું ઘાસ, નાળીયેરના છોતરા વગેરે પાથરીને પણ જમિનમાંના ભેજનું બાષ્પીભવન ઘટાડી શકાય છે.

કયારામાંથી જમીનને ગોડ મારતા તેથી ઉપલી સપાટી ભાગી જતા આપવામાં આવતુ પાણી વનસ્પતિના મુળ સુધી સહેલાઈથી પહોંચ છે અને એ રીતે બાષ્પીભવન ઓછું કરી શકાય છે. આમ કયારાની જમીનમાં ગોડ કાર્ય કરતાં ક્યારો ત્રણ દિવસ સુધી ભેજવાળો રહે છે. જો ગોડ કાર્ય કરવામાં ન આવે તો ક્યારો બીજા જ દિવસે સુકાયેલો જણાય છે.

પુરતા પ્રમાણમાં ખાતર અને પાણી આપવાથી ક્યારા માં ભેજનો સંગ્રહ સારો થાય છે. એક અંદાજ મુજબ એક લાખની વસ્તી ધરાવતા શહેરોમાં ફક્ત ૧૦૦૦ કુટુંબો ઉપર મુજબનો ઉપયોગ હરિયાળી અને ફુલછોડ ઉછેર માટે અપનાવે તો દૈનિક ૧,૦૦,૦૦૦ લિટર પાણીની બચત કરી શકાય.

ઘરનું રસોડુ તેમજ બાથરૂમ દ્વારા બહાર કાઢવામાં આવતા પાણીમાં નુકશાનકારક જીવાણું હોતા નથી પરિણામે પાણી બાગ – બગીચા માં આપી શકાય છે. આજકાલ ઘરની આજુબાજુ ખુલ્લી જગ્યા માં સિમેન્ટના ઓટલા બનાવી દેવામાં આવે છે જે યોગ્ય નથી.

જો થોડી ખુલ્લી જગ્યા રાખી તેમાં રૂપૈયા , કેળા , લીંબુ, જેવા ફળઝાડ કે દુધ , ગલકાં, તુરીયાના વેલા ઉછેરવામાં આવે તો રસોડા કે બાથરૂમમાંથી નિક્ળતા

પાણીનો યોગ્ય ઉપયોગ કરી શકાય છે.

સેફટી ટેંક યોગ્ય રીતે બનાવવામાં આવેલ હોય તો તેમાંથી નીકળતા પાણીમાં દુર્ગંધ આવતી નથી. આવુ પાણી બોગનવેલ જેવી વેલો ઉછેરવા માટે વાપરી શકાય છે.

આમ, એક લાખની વસ્તી ધરાવતા શહેરોમાં ઉપર મુજબના ઉપાયો યોજવામાં આવે તો દૈનીક અંદાજે ૧૧ લાખ લિટર જેટલું પાણી બચાવી શકાય છે અને તે મુજબ ગણાતાં મહિને ૩૩ લાખ લિટર અને વર્ષે ૪ કરોડ લિટર પાણીની બચત કરી શકાય આમ વર્તમાન સમયમાં પાણીની બચત કરવિ અને અત્યંત આવશ્યક છે.

અહીં આપેલી માહિતી માત્ર ધારણાઓ અને માહિતી પર આધારિત છે. આ પુસ્તક કે કોઈપણ પ્રકારની માન્યતા, માહિતીને સમર્થન આપતું નથી. કોઈપણ માહિતી અથવા ધારણા પર અમલ કરતાં પહેલાં સંબંધિત નિષ્ણાતની સલાહ લો.

5

આરઓ અને વૉટર ફિલ્ટરનું પાણી પીવાથી શું થાય?

કુદરતી પાણીનો સામાન્ય રીતે કોઈ રંગ કે સ્વાદ હોતો નથી તેમાં 6.5થી 7.5ની વચ્ચેનું પીએચ મૂલ્ય ધરાવતું કોઈ પણ કુદરતી પાણી, સામાન્ય પાણી ગણાય છે.

આ પાણીનો સામાન્ય રીતે કોઈ રંગ કે સ્વાદ હોતો નથી. તેનો ઉપયોગ પીવા માટે કરી શકાય છે.

રિવર્સ ઓસ્મોસિસ (આરઓ) પદ્ધતિના ઉપયોગ વડે પાણીમાંથી અશુદ્ધિઓ દૂર કરવામાં આવે છે અને આરઓ વૉટર લાંબા સમયથી ઉપલબ્ધ છે.પાણીમાં કેટલાંક તત્ત્વો કે ખનિજ ઉમેરવામાં આવે અથવા તેનું પ્રમાણ ઘટાડવામાં આવે તો તે શુદ્ધ પાણીને પૅકેજ્ડ વૉટર, ડિસ્ટિલ્ડ, મિનરલ વૉટર કહેવામાં આવે છે.

હવે બ્લેક વૉટરના નામથી 8થી 9 પીએચ ધરાવતું પાણી પણ બજારમાં મળવા લાગ્યું છે જે એક ચિંતા નો વિષય છે .

એક સંશોધન પ્રમાણે એ નદીઓ, તળાવો, કૂવાઓ અને બોરવેલ્સનું પાણી ઓઝોનાઇઝ્ડ હોય છે જે એક પ્રકારે

સામાન્ય પાણી નદીઓ, તળાવો, કૂવાઓ અને બોરવેલ્સમાં ઉપલબ્ધ હોય છે. તે ક્લોરિનેટેડ અથવા ઓઝોનાઇઝ્ડ છે.

તેને સુરક્ષિત પાણીમાં રૂપાંતરિત કરવામાં આવે છે અને સરકાર દ્વારા નળ અને ટૅન્કરથી લોકોને પાણી પૂરું પાડવામાં આવે છે. તેને સારું ગુણવત્તાયુક્ત

પીવાનું પાણી કહી શકાય છે.

આ પાણીને ઘરમાં આરઓ પ્રોસેસ મશીનનો ઉપયોગ કરીને ફરી ફિલ્ટર કરવામાં આવે છે. આમ કરવાથી પાણીમાંની અશુદ્ધિઓ દૂર થાય છે અને સારી ગુણવત્તાવાળું પાણી ઉપલબ્ધ થાય છે. તેને આરઓ અથવા પ્યોરિફાઇડ વૉટર કહેવામાં આવે છે.

આ પાણીનો સંગ્રહ કરીને, પ્લાસ્ટિક કે કાચની બોટલો કે પ્લાસ્ટિકના પૅકેટમાં ભરવામાં આવે તો તેને પૅકેજ્ડ વૉટર કહેવાય છે. પાણીને ઉકાળીને તેમાંથી તમામ પ્રકારના ક્ષાર, ખનિજ તથા કાર્બનિક પદાર્થને દૂર કરવામાં આવે અને તે પાણીને વરાળસ્વરૂપે સંગ્રહિત કરવામાં આવે તેને ડિસ્ટિલ વૉટર કહેવામાં આવે છે.

આ પાણી પીવાથી તમારી તરસ જરૂર છીપાય છે, પરંતુ તમારા શરીરને કોઈ મિનરલ્સ મળતાં નથી, કારણ કે અન્ય કોઈ જૈવિક તત્વો ને કોઈ પ્રતિક્રિયા આપતું નથી. ડિસ્ટિલ વૉટરનો ઉપયોગ પ્રયોગશાળાઓ અને મશીનરીમાં કરવામાં આવે છે.

મિનરલ વોટરના નામે બોટલ્સ વોટર પીએ છીએ, મિનરલ્સ વિનાનું પાણી માનવ શરીર માટે કોઈ કામનું નથી. આપણે મિનરલ વૉટરના નામે બૉટલ વૉટર પીએ છીએ. મિનરલ વૉટર એ પાણી છે, જે પૃથ્વીની અંદરની બાજુએ અથવા સપાટી પર ઉપલબ્ધ હોય છે.

તેમાં સોડિયમ, પોટેશિયમ, કેલ્શિયમ અને મેગ્નેશિયમ જેવાં ખનિજો હોય છે. તેમાં માનવ શરીરની જરૂરિયાત કરતાં વધુ કે ઓછાં ખનિજો હોય છે. આ પાણી તેના મૂળ સ્વરૂપમાં પીવાથી સ્વાસ્થ્યસંબંધી સમસ્યાઓ સર્જાઈ શકે છે.

તેથી બ્યૂરો ઑફ ઇન્ડિયન સ્ટાન્ડર્ડ્ઝ (બીઆઈએસ) પ્રમાણિત મિનરલ વૉટર પીવું જોઈએ. તેનાથી શરીરમાં પાચન માટે જરૂરી મિનરલ્સ સંતુલિત પ્રમાણમાં રહે છે.

500થી વધુ ટીડીએસ ધરાવતા પાણીને હાર્ડ વોટર કહે છે, ટીડીએસ એટલે ટોટલ ડિઝૉલ્વ્ડ સોલિડ્સ. ટીડીએસ પાણીની ગુણવત્તાના સંદર્ભ માટે વપરાતો શબ્દ છે. પીવાના ગુણવત્તાયુક્ત પાણીમાં ઓગળેલા કાર્બનિક ક્ષાર, કેલ્શિયમ, પોટેશિયમ, મેગ્નેશિયમ, સોડિયમ, બાયકાર્બોનેટ્સ, ક્લોરાઇડ્ઝ, સલ્ફાઇટ્સ અને ઓછી માત્રામાં કાર્બનિક પદાર્થ હોય છે.

એ ઉપરાંત તેમાં કેડમિયમ, સીસું અને નિકલ જેવી ધાતુ પણ અલ્પ પ્રમાણમાં હોય છે. આ બધા પદાર્થની કુલ માત્રાને ટોટલ ડિઝૉલ્વ્ડ સૉલિડ્ઝ કહેવામાં આવે છે. એક લીટર પાણીમાં તેનું પ્રમાણ 500 મિલિગ્રામથી વધારે હોવું ન જોઈએ. બ્યૂરો ઑફ ઇન્ડિયન સ્ટાન્ડર્ડ્ઝના ધોરણ મુજબ, તે પ્રતિ લિટર

100 મિલિગ્રામથી ઓછું ન હોવું જોઈએ.

તેથી આપણે જે પાણી પીએ છીએ, તેમાં ટીડીએસનું પ્રમાણ 100 મિલિગ્રામથી ઓછું હોય તો તેનો અર્થ એવો થાય કે તેમાં જરૂરી ખનિજો નથી. 500થી વધુ ટીડીએસ ધરાવતા પાણીને હાર્ડ વોટર કહેવામાં આવે છે અને તેવું પાણી પીવાથી શરીર માટે કોઈ અર્થ સરતો નથી.

પીવાના પાણીમાં ટીડીએસનું પ્રમાણ 100થી 500ની વચ્ચે હોવું જોઈએ. આપણે જે પાણી પીએ છીએ તેમાં કેટલું ટીડીએસ છે તે જાણવાના મશીનો બજારમાં ઉપલબ્ધ છે.

પાણીની ગુણવત્તા તથા તે પીવા યોગ્ય છે કે નહીં તે નક્કી કરવા માટે બીઆઈએસ ચોક્કસ પરીક્ષણ કરે છે, જેને ઇન્ડિયન સ્ટાન્ડર્ઝ ડ્રિંકિંગ વોટર સ્પેસિફિકેશન-10500 કહેવામાં આવે છે.

પાણીની ગુણવત્તાના પરીક્ષણ કરતી સરકાર માન્ય લેબોરેટરીમાં વરિષ્ઠ જળ વિશ્લેષક પ્રમાણે , પાણીમાં અમુક પદાર્થો, તત્ત્વો કે ખનિજ હોઈ શકે છે, પરંતુ કાયમ હોય જ એવું જરૂરી નથી.

પાણીની ગુણવત્તા ચકાસવા માટે 60 ટેસ્ટ્સ કરવામાં આવે છે. તેમાં કેમિકલ ટેસ્ટ તેમજ માઈક્રોબાયોલોજિ ટેસ્ટ્સનો સમાવેશ થાય છે.

પીએચ, ટીડીએસ, ફુલ ક્ષારતા, હાર્ડનેસ, મેટલ્સ વગેરે રાસાયણિક પરીક્ષણો દ્વારા નક્કી કરવામાં આવે છે. પાણીમાંના બેક્ટેરિયા, ફ્રૂગ, જંતુનાશક વગેરેના અવશેષોના પરીક્ષણ માટે માઈક્રોબાયોલોજિ ટેસ્ટ્સ કરવામાં આવે છે.

આ ઉપરાંત તેમના જણાવ્યા પ્રમાણે"મુખ્ય પરીક્ષણોની વાત કરીએ તો પાણીમાં પીએચનું પ્રમાણ 6.5થી 7.5 સુધીનું હોવું જોઈએ, જ્યારે બાય-કાર્બોનાઈટ પ્રતિ લિટર 200 એમજી, કેલ્શિયમ પ્રતિ લિટર 75 એમજી, મેગ્નેશિયમ પ્રતિ લિટર 30 એમજી, નાઈટ્રેટ પ્રતિ લિટર 45 એમજી, ટોટલ આર્સેનિક પ્રતિ લિટર 0.01 એમજી, કોપર પ્રતિ લિટર 0.05 એમજી, ક્લોરાઇડ્ઝ પ્રતિ લિટર 250 એમજી, સલ્ફેટ પ્રતિ લિટર 200 એમજી, ફ્લોરાઇડ પ્રતિ લિટર એક એમજી, આયર્ન પ્રતિ લિટર 0.3 એમજી, મર્ક્યૂરી પ્રતિ લિટર 0.01 એમજી અને ઝિંક પ્રતિ લિટર 5 એમજી હોવું જોઈએ.

સરકાર માન્ય લેબોરેટરીમાં વરિષ્ઠ જળ વિશ્લેષક પ્રમાણે પાણીને ઘરમાં આરઓ પ્રોસેસ મશીનનો ઉપયોગ કરીને ફરી ફિલ્ટર કરવામાં આવે છે,પાણી પીવાલાયક છે કે નહીં તે નિર્ધારિત કરવા માટે અનેક પરીક્ષણ કરવામાં આવે છે.

બીઆઈએસના ધારાધોરણ મુજબ, ફ્લોરાઇડનું પ્રમાણ એકથી વધુ હોય તો ડેન્ટલ ફ્લોરોસિસ થાય છે અને સોડિયમનું પ્રમાણ વધારે હોય તો બ્લડ પ્રેશરની

સમસ્યા સર્જાય છે.

ખેતરોમાં વપરાતું નાઇટ્રેટ પીવાના પાણી મારફત આપણા શરીરમાં જાય તો પણ સમસ્યા સર્જાય છે.

સરકાર માન્ય લેબોરેટરીમાં વરિષ્ઠ જળ વિશ્લેષક પ્રમાણે તેનાથી લોહીમાં ઑક્સિજનનો પુરવઠો ઘટે છે અને શ્વાસ લેવામાં તકલીફ થાય છે, ચક્કર આવે છે. તેને 'બ્લુ બેબી સિન્ડ્રોમ' કહેવામાં આવે છે.

આર્સેનિકનું વધુ પ્રમાણ ત્વચા પર ફોલ્લીનું કારણ બની શકે છે. ઓછા કેલ્શિયમથી હાડકાંની સમસ્યા સર્જાઈ શકે છે અને ઓછા ટીડીએસવાળું પાણી પીવાથી મજ્જાતંત્ર પર અસર થઈ શકે છે.

સરકાર માન્ય લેબોરેટરીમાં વરિષ્ઠ જળ વિશ્લેષક પ્રમાણે તેમણે એ પણ જણાવ્યું હતું કે, પાણીનો સ્વાદ સારો ન હોય, તેનો રંગ બદલાય અથવા તેમાં સ્ટ્રીક્સ જોવા મળે તો સમજી લેવું જોઈએ કે પાણીમાં કંઇક ગડબડ છે અને તે પીવાલાયક નથી. એવા પાણીનું પરીક્ષણ સરકાર માન્ય કે સરકારી લેબોરેટરીઝમાં તત્કાળ કરાવવું જોઈએ.

વરસાદનું પાણી, વાદળામાં હોય છે ત્યારે ડિસ્ટિલ વૉટર જેવું હોય છે. જમીન પર આવતાંની સાથે તેમાં પ્રદૂષણ ભળે છે. હવા કાર્બન ડાયોક્સાઇડ, સલ્ફર ડાયોક્સાઇડ વગેરેથી પ્રદૂષિત થતી હોય છે. એ પ્રદૂષણને સસ્પેન્ડેડ પાર્ટિકલ મેટર (એસપીએમ) કહેવામાં આવે છે. પાણીમાં પ્રદૂષણને કારણે 250 પ્રકારના રોગ થઈ શકે છે.

આરઓ દ્વારા પાણીનું શુદ્ધિકરણ પાણીમાંના પોષક તત્ત્વોને દૂર કરતું હોય છે. પાણીને વારંવાર ફિલ્ટર કરવું યોગ્ય નથી. રેફ્રિજરેટેડ પાણીમાં પણ બૅક્ટેરિયા ઝડપથી એકઠા થાય છે. પાણીની ગુણવત્તા વિશે ખાતરી ન હોય ત્યારે પાણી ઉકાળીને પીવું યોગ્ય છે, પાણીને ચોખ્ખાં કપડાંમાં ગાળીને, અલ્ટ્રા વાયોલેટ લાઇટ ફિલ્ટર્સના ઉપયોગ વડે પણ શુદ્ધ કરી શકાય છે.

તાજેતરમાં બ્લેક વૉટર કે આલ્કલાઇન વૉટર લોકપ્રિય બન્યું છે. આ પાણીનો ઉપયોગ મોટાભાગે ક્રિકેટરો અને સેલિબ્રિટીઝ કરે છે. સારી ગુણવત્તાવાળા પાણીનું પીએચ સાતની આસપાસ હોય છે.

સરકાર માન્ય લેબોરેટરીમાં વરિષ્ઠ જળ વિશ્લેષક પ્રમાણે બ્લેક વૉટરમાં તેનું પ્રમાણ આઠથી નવ પીએચનું હોય છે.

આપણે ભલે ગમે તે ખાઈએ, પણ શરીરમાં એસિડનું ઉત્પાદન થતું જ હોય છે. તેને સંતુલિત કરવા માટે ઉચ્ચ આલ્કલાઇન ગુણધર્મોવાળું બ્લેક વૉટર ઉપયોગી સાબિત થાય છે અને તેનાથી વ્યક્તિ સક્રિય રહે છે.

જોકે, જેઓ આકરી મહેનત ન કરતા હોય તેમના માટે આ પાણી પીવાથી સમસ્યા સર્જાઈ શકે છે.

શરીર સક્રિય ન હોય તો બ્લેક વૉટર પીવાથી શરીરમાં આલ્કલાઇન સમસ્યા સર્જાઈ શકે છે. બ્લેક વૉટરમાં કેટલાંક મિનરલ સૉલ્ટ્સ પણ ઉમેરવામાં આવે છે. વધારે પડતું બ્લેક વૉટર પીવું પણ સારું નથી.

અહીં આપેલી માહિતી માત્ર ધારણાઓ અને માહિતી પર આધારિત છે. અત્રે એ ઉલ્લેખ કરવો જરૂરી છે આ પુસ્તક કે કોઈપણ પ્રકારની માન્યતા, માહિતીને સમર્થન આપતું નથી. કોઈપણ માહિતી અથવા ધારણા પર અમલ કરતાં પહેલાં સંબંધિત નિષ્ણાતની સલાહ લો.

6
પાણી નું પ્રદ્રૂષણ

દેશ પીવાના પાણીની ભારે અછત સર્જાઈ રહી છે. બીજીબાજુ અનેક લોકો પાણીનો વ્યાપક સ્તરે બગાડ કરતા હોય છે. પરીણામે દેશમાં પાણીનો બગાડ કરનારાઓએ હવે સાવધ થવાની જરૂર છે.

કોઈ પણ વ્યક્તિ અને સરકારી સંસૃથા ભૂજળ સ્રોતમાંથી મેળવેલા પીવાના પાણીનો બગાડ કરતા હશે આ‌થવા તેનો દુરુપયોગ કરતા હશે તો તે હવે સજા યોગ્ય ગૂનો મનાશે. તેમને એક લાખ રૂપિયાનો દંડ અને પાંચ વર્ષની કેદની સજા થઈ શકે છે. અગાઉ ભારતમાં પાણીના બગાડ અંગે દંડ કે સજાની કોઈ જોગવાઈ નહોતી.

ઘરોની ટાંકીઓ ઉપરાંત અનેક વખત ટેંકોથી પાણી પહોંચાડતી નાગરિક સંસૃથાઓ પણ પાણીનો વ્યાપક સ્તરે બગાડ કરતી હોય છે. સેન્ટ્રલ ગ્રાઉન્ડ વોટર ઓથોરિટી (સીજીડબલ્યુએ)ના નવા નિર્દેશ મુજબ પીવાના પાણીનો દુરુપયોગ ભારતમાં રૂ. 1 લાખ સુધીના દંડ અને પાંચ વર્ષ સુધીની જેલની સજા સાથે દંડનીય ગૂનો ગણાશે.

સીજીડબલ્યુએએ પાણીનો બગાડ અને દુરુપયોગ પર રોક લગાવવા માટે 8મી ઑક્ટોબર, 2020ના રોજ પર્યાવરણ સંરક્ષણ કાયદા, 1986ની કલમ પાંચની શક્તિઓનો ઉપયોગ કરીને સરકારી ઓથોરિટીઓ અને દેશના બધા લોકોને તેના આદેશમાં કહ્યું છે કે આ આદેશ જાહેર થયાની તારીખથી તમામ નાગરિક એકમો, જે રાજ્યો અને સંધ શાસિત પ્રદેશોમાં પાણી પૂરવઠા નેટવર્ક સંભાળે છે અને જેમને જળ બોર્ડ, જળ નિગમ, વોટર વર્ક્સ વિભાગો, નગર નિગમ, નગરપાલિકા, ડેવલપમેન્ટ ઓથોરિટી, પંચાયત આ‌થવા કોઈપણ અન્ય નામથી બોલાવાતા હોય તેમણે ભૂજળમાંથી મેળવાયેલા પીવાના પાણીનો બગાડ અને તેનો દુરુપયોગ ન થાય તેની ખાતરી રાખવાની રહેશે.

આ આદેશનું પાલન કરવા માટે બધા એક તંત્ર વિકસાવશે અને આદેશનો ભંગ કરનારા લોકો વિરુદ્ધ દંડાત્મક પગલાં લેવાશે. દેશમાં કોઈપણ વ્યક્તિ ભૂજળ સ્ત્રોતોથી મેળવેલા પીવાના પાણીનો દુરુપયોગ અથવા બગાડ નહીં કરી શકે.

નેશનલ ગ્રીન ટ્રીબ્યુનલે રાજેન્દ્ર ત્યાગી અને બીન સરકારી સંસ્થા ફ્રેન્ડ્સ તરફથી ગયા વર્ષે 24 જુલાઈના રોજ પાણીનો બગાડ અટકાવવા માટે માગણી કરતી અરજી પર પહેલી વખત સુનાવણી કરી હતી.

હાલમાં આ કેસમાં અંદાજે એક વર્ષથી વધુના સમય પછી 15 ઑક્ટોબર, 2020ના રોજ એનજીટીના આદેશનું પાલન કરતા કેન્દ્રીય જળશક્તિ મંત્રાલય હેઠળ કેન્દ્રીય ભૂજળ ઓથોરિટી સીજીડબલ્યુએ એ આ આદેશ આપ્યો હતો.

આઝાદીના 50 વર્ષ પછી પણ દેશના ઘણા વિસ્તારોમાં પીવાની તંગી જોવા મળે છે. આ સંજોગોમાં જેપાણી ઉપલબ્ધ છે તેની કઈ રીતે બચત કરી શકાય છે.તાજા પાણીની અછત વૈશ્વિક સમસ્યા બનીને ઉભરી રહી છે .

વર્તમાન સમયમાં સમગ્ર વિશ્વ પાણીની અછત અનુભવી રહ્યું છે. ત્યારે પીવાનું પાણી એ કોઇપણ વ્યક્તિની પ્રાથમિક જરુરિયાત છે પરંતુ અનેક લોકો એવા છે જેઓને સ્વચ્છ, ચોખ્ખુ અને સુરક્ષિત પીવાનું પાણી ઉપલબ્ધ નથી.

વિશ્વ પર્યાવરણ દિવસથી જ આપણે પાણીની તંગી-અછત નિવારવાની દિશામાં ધીમે ડગલે પણ મક્કમ શરુઆત કરી શકીએ તેમ છીએ.સૌથી મહત્વની જરુરિયાત તો એ છે કે વરસાદી પાણીનો સંગ્રહ કરવામાં આવે. શહેરોના પ્રત્યેક આવાસ-મકાનમાં વરસાદી પાણીના સંગ્રહની યોગ્ય સુવિધા હોવી જોઇએ.

ઔદ્યોગિક કચરાનો પાણી વાટે નિકાલ કરવાની પ્રવૃત્તિને કારણે પણ સ્વચ્છ અને સુરક્ષિત પીવાના પાણીની અછત વર્તાઇ રહી છે. આજે પ્રદૂષિત પાણીની સમસ્યાની વિકરાળતા અને ગંભીરતા બખૂબી સમજી ચૂકેલાં ઔદ્યોગિક ક્ષેત્રો કાર્બન ફૂટપ્રિન્ટને ઘટાડવા તનતોડ મહેનત કરી રહ્યાં છે.

પાણીની અછતને નિવારવા પાણીનું શુદ્ધીકરણ એક અસરકારક ઉપાય છે. પ્રત્યેક ઘરોમાં વોટર પ્યુરીફાયર હોવું જોઇએ જેથી સ્વચ્છ પાણીનો લાભ મેળવી શકાય. વોટર પ્યુરીફાયર સિવાય પણ અનેક રસ્તાઓ થકી સ્વચ્છ પાણી મેળવી શકાય છે.

પ્રત્યેક રહેવાસીની ભૂમિકા પણ મહત્વની છે.પાણીનો વ્યય અટકાવવો જોઇએ.

દૈનિક હજારો ગેલન પાણીનો વ્યય થતો હોય ત્યારે પાણીની અછત માટે બીજાને દોષિત ઠેરવવા સરળ છે, પરંતુ આપણે પોતાના વ્યવહારની પણ જાતતપાસ કરતાં રહેવું જોઇએ. ગળતા પ્રવાહીને તુરત જ બંધ કરવું જોઇએ.

જરૂર ન હોય તો નળ બંધ રાખવા અને જ્યારે બહાર જાવ ત્યારે તો ખાસ બાથરૂમના નળો તપાસી લેવાં. તમારાં વાહનને ડોલમાં પાણી ભરીને સાફ કરો નહીં કે પાઇપના પાણીથી. શૌચાલયમાં પણ લો ફ્લો ટોયલેટ બેસાડો, તે ફ્લશ ટોયલેટ કરતાં ઓછા પાણીનો ઉપયોગ કરે છે. જો તમારી પાસે પાણીના ફૂવારાં હોય તો તેનો અવારનવાર ઉપયોગ ન કરો.

દેશના ભૂગર્ભ જળમાંથી ૩૩ ટકા માનવ માટે પીવાલાયક નથી, ભૂગર્ભ જળમાં ક્ષારનું પ્રમાણ ખૂબ જ વધી રહ્યું છે. જે માનવ માટે પીવાના ઉપયોગ થઇ સ્વાસ્થ્ય માટે હાનિકારક છે.

આખા દેશ માટે પીવાના શુદ્ધ પાણીનો મોટો પડકાર આગામી વર્ષોમાં આવી રહ્યો છે. જળ પ્રદૂષણની સમસ્યાઓમાં સૌથી મોટી અને મહત્વની જો કોઇ સમસ્યા હોય તો તે એ છે કે શુદ્ધ પાણીનો બગાડ જે થાય છે, અને પાણીના વિવિધ પ્રશ્નોમાં મહત્વનો પ્રશ્ન શુદ્ધ પાણીનો છે.

ત્યારે શુદ્ધ પાણીની વધી રહેલી કટોકટી અને પ્રદૂષિત પાણીનું વધતું પ્રમાણ, તેમ જ પાણીમાં થતા પ્રદૂષણના પરીણામે પાણીમાં ક્ષારનું પ્રમાણ ખૂબ જ જોવા મળે છે.

૧ લિટર પાણીમાં ૮ થી ૧૦ ગ્રામ ઓક્સિજન દ્રવ્ય હોય છે, તેમાં અન્ય જૈવિક રાસાયણિક અશુદ્ધિઓ દ્રવ્યો ન હોય ત્યારે તે શુદ્ધ જળ છે, અને કોઈ પ્રકારની મલિનતત્વો ભળવાથી એ અશુદ્ધ બને છે.

ઘર વપરાશ માટે ઉપયોગી પાણીમાં ભળતું પ્રદૂષણ જોઈએ તો ખાસ કરી વાસણ ધોવા, કપડા ધોવા, સ્નાનક્રિયા વગેરેમાં ઉપયોગમાં લેવાતા સાબુ, ડિટર્જન્ટના રસાયણો પાણીમાં ભળે છે તેથી પાણી અશુદ્ધ છે.

ઔદ્યોગિક એકમો દ્વારા છોડવામાં આવતા પ્રદૂષિત પાણીમાં એસિડ, ઝેરી રસાયણો, આલ્કોલી, વિવિધ પ્રકારના ધાતુના ક્ષાર, રંગ રસાયણો અને ચામડા ઉદ્યોગ દ્વારા ઉત્પન્ન થયેલા કાર્બનિક સંયોજન સાથે એન્થ્રેક્સ પ્રકારના સૂક્ષ્મજીવો પાણીમાં ભળે જથી પાણી અશુદ્ધ બને છે.

આજે ખાણ ઉદ્યોગમાં કાચી ધાતુનુ શુદ્ધિકરણ જેવી પ્રક્રિયા દ્વારા તેમજ ન્યુકિલઅર પાવરપ્લાન્ટ દ્વારા પાણીમાં કોબાલ્ટ, કેલ્શિયમ, સ્ટ્રોન્શિયમ, કેડમિયમ, સલ્ફાઈડ વગેરે પાણીમાં ભળવાથી પાણી પ્રદૂષિત થાય છે. જેમાં કેટલાક પદાર્થી રેડીયો એકટીવ ગુણધર્મી ધરાવે છે.

ખનીજતેલ, રિફાઈનરી ઉદ્યોગ દ્વારા પ્રદૂષિત પાણી જળાશયોમાં તેમ જ સમુદ્રમાં ઠાલવે છે. જળ પ્રદૂષણના વિવિધ પ્રકારોના આપણે વિગતે ચર્ચા કરીશું જેમાં માનવ દ્વારા સૌથી વધુ જળને પ્રદૂષિત કરવામાં આવે છે.

પાણીની બચત માટે સામુહિક અને અસરકારક પ્રયાસ કરવા જોઇએ. વળી આ બાબતે દેશમાં જ નહીં પણ સમગ્ર વિશ્વમાં વધુને વધુ જાગૃતિ ફેલાવવા પ્રયાસ કરવા જોઇએ.

પાણીનું પ્રદૂષણ તો જ એટલે કે લોક જાગૃતતા આવે આથી પ્રદૂષણ અટકાવવા માટે આટલું કરવાથી તાતી જરૂર જણાય છે.

ખાસ કરીને જળ શુદ્ધ કરનાર જલીય જીવોની રક્ષા કરવી જોઈએ અને તેને વધુ જળ વિસ્તારમાં મૂકવા જોઈએ.

ખેડૂતોએ ખેતીવાડીમાં જંતુનાશક દવાઓનો ઉપયોગ બહુ ઓછો કરવો જોઈએ.

ઉપયોગ કરેલ ગંદા પાણીનો ઉપયોગ પિયત માટે કરવો જોઈએ.

વહેતાં પાણીની આજુબાજુમાં દિવાલના કે પાળો બાંધવો જોઈએ.

જળમાં મૃતક શબ નાખવા ઉપર પ્રતિબંધ લાદવો જોઈએ.

જળમાં સમયસર પોટેશિયમ પરમેંગેનેટની દવા નાખવી જોઈએ.

સરકારની જળ અભિયાન કામગીરીમાં સ્વૈચ્છિક સંસ્થાઓએ પણ સાથ અને સહકાર આપવો જોઈએ.

જાહેરમાં આવેલા પાણીના ટાંકા કે કૂવાની જાળવણી કરવામાં આવે જેમા પડતા જીવજંતુ માટે ખાસ ઢાંકણ બનાવવામાં આવે દરેક ગ્રામ પંચાયત ખાસ પાતાળ કુવા કે બોરવેલની આજુ બાજુમાં છોડાતા ગંદા કચરાને દૂર કરાવે જાહેર પાઈપ લાઈન તૂટી હોય તો તેને ઝડપી રીપેર કરાવે જેથી ગટર અને પીવાના પાણીની લાઈનો દુર રાખે જેથી પાણીનું પ્રદૂષણ થતુ રોકી શકાય.

ધાર્મિક ધર્મકાંડ કરતી વખતે પણ નદી કે તળાવ કે જાહેર પાણીના ઘાટનું સ્થળ પસંદ કરે છે. ત્યાં પાણીની પવિત્રતાનું ખાસ ધ્યાન રાખવું જોઈએ જેથી પાણીનું પ્રદૂષણ રોકી શકાય,

આજે આપણા પવિત્ર ધામોમાં આવેલ નદીઓ સરોવરી કે પવિત્ર સ્થળો દામોકુંડ અને તુલશીશ્યામમાં આવેલ પાણીના ગરમકુંડ માં કરાતું પ્રદૂષણ રોકવા માટે તેમાં સાબુ, ડિટર્જન્ટ, કે વિવિધ વિધીની વસ્તુઓ અને ફળફળાદિ કે અન્ય પદાર્થ ઉપયોગ ન કરવો જોઈએ તેમાં કોઈ પદાર્થ ન નાખવાનો જાહેર પ્રતિબંધ મૂકવો જોઈએ.

પાણીના સંગ્રહની પદ્ધતિ વૈજ્ઞાનિક ઢબની અપનાવવામાં આવે તેની ખાસ જાગૃતતા સમાજમાં લાવવી જોઈએ જેથી પાણીને ગુણવતા જળવાય અને તેમાં થતુ પ્રદૂષણ નિવારી શકાય છે.

પાણીની પાઈપ લાઈન, કેનાલ કે પાણીના માર્ગમાંની સ્વચ્છતા જળવવી જોઈએ તેમાં નિયત સમયે સાફ સફાઈ થવી જોઈએ.

સામાજિક સંસ્થાઓએ જળ સંચય અને જળ જાળવણી માટે આગળ આવી શહેરી તેમ જ ગ્રામીણ પ્રજાને સંસ્થા દ્વારા જળના રક્ષણ અભિયાનમાં જોડવા જોઈએ.

7
ગરમ પાણી પીવાની આદત

જો તમારે તમારા શરીરને સ્વસ્થ રાખવું હોય અને અંદર અને બહાર સાફ-સફાઈ રાખવું હોય તો ગરમ પાણી પીવાની આદત ચોક્કસ પાડવી જોઇએ, ગરમ પાણી પીવાથી શરીર સ્વસ્થ રહે છે.

તે વજન ઘટાડવામાં, પાચનમાં મદદ કરે છે, પાચનને મજબૂત કરે છે, શરદી દૂર કરે છે, ચયાપચયને વેગ આપે છે. સાથે જ હુંફાળા પાણીથી ન્હાવાથી, હૂંફાળા પાણીથી આંખો ધોવાથી, મેકઅપ ઉતારવાથી, અનેક રીતે ફાયદા થાય છે.

તેલયુક્ત કે મસાલેદાર ખોરાક ખાધા પછી ગરમ પાણી પીવાથી શરીરમાં ચરબી જમા થતી નથી.

દરેક ભોજન પછી નવશેકું પાણી પીવાથી ખોરાક ઝડપથી પચવામાં મદદ મળે છે અને એસિડિટીમાં રાહત મળે છે.

સવારે ઉઠ્યાં પછી ખાલી પેટે 2 ગ્લાસ નવશેકું પાણી પીવાથી પેટ સારી રીતે સાફ થાય છે અને કબજિયાત થતી નથી.ગેસની સમસ્યા પણ દૂર થાય છે.

સતત ગરમ પાણી પીવાથી પેટની ચરબી ઓછી થાય છે અને શરીર ડિટોક્સીફાઈડ રહે છે.

હૂંફાળું પાણી પીવાથી શરીર હાઇડ્રેટ રહે છે અને કફજન્ય રોગોથી બચાવ થાય છે.

હૂંફાળા પાણીથી સ્નાન કરવાથી થાક દૂર થાય છે અને રક્ત પરિભ્રમણ સુધરે છે.

હૂંફાળા પાણીથી ચહેરો ધોવાથી ચહેરો સાફ થાય છે, છિદ્રો ખુલે છે અને આંખોનો સોજો ઓછો થાય છે.

નવશેકું પાણી મેકઅપ રીમુવર તરીકે કામ કરે છે અને ક્રીમ અથવા હળવા મેકઅપ લેયરને સાફ કરે છે.

ગરમ પાણીમાં થોડું શેમ્પૂ અને બેકિંગ સોડા નાખીને પગ રાખવાથી પેડિક્યોર થાય છે.

હૂંફાળા પાણીથી માથું ધોવાથી માથાની ચામડી સાફ થાય છે અને વાળને સ્ટીમ મળે છે.

ગરમ પાણી અંદરથી શરીરની સફાઇ કરે છે.

અહીં આપેલી માહિતી માત્ર ધારણાઓ અને માહિતી પર આધારિત છે. અત્રે એ ઉલ્લેખ કરવો જરૂરી છે આ પુસ્તક કે કોઈપણ પ્રકારની માન્યતા, માહિતીને સમર્થન આપતું નથી. કોઈપણ માહિતી અથવા ધારણા પર અમલ કરતાં પહેલાં સંબંધિત નિષ્ણાતની સલાહ લો.

8
પાણી પીવાના લાભ અને ગેરફાયદા

શરીરને સ્વસ્થ રાખવા માટે વધુમાં વધુ પાણી પીવાની સલાહ આપવામાં આવે છે. આ પાણીને હુંફાળું કરીને પીવામાં આવે તો તેના ગુણ અનેકગણા વધી જાય છે. પાણી શરીરને હાઇડ્રેટેડરાખે છે.

પાણીના સેવનથી પેશાબ પણ છૂટથી આવે છે જેથી શરીરમાંના વિષાણુઓ મૂત્ર વાટે બહાર નીકળી જાય છે. સ્વાસ્થ્ય નિષ્ણાંતોના અનુસાર, રાતના સૂતી વખતે પાણી પીવાથી ઘણા લાભ થાય છે.

સંશોધનો દ્વારા સાબિત થયું છે કે, સામાન્ય તેમજ ઠંડુ પાણી પીવાના સ્થાને હુંફાળું પાણી પીવાની આદત નાખવી જોઇએ. રાતના સૂતા પહેલા એક ગ્લાસ ગરમ પાણી પીવાથી સ્વાસ્થ્યને લાભ થાય છે.

રાતના સૂતા પહેલા ગરમ પાણી પીવાથી શરીર હાઇડ્રેટેડ રહે છે. જેથી રક્તસંચાર વ્યવસ્થિત થાય છે. ગરમ પાણી પીવાથી કોશિકાઓને પોષણ મળે છે તેમજ કોશિકાઓમાંથી પણ ઝેરી તત્વો બહાર ફેંકવામાં સહાયક છે. સૂતા પહેલા હુંફાળું પાણી પીવાથી પેટના દુખાવામાં રાહત થાય છે.

રાતના સૂતા પહેલા હુંફાળું પાણી પીવાથી મૂડ સારો થાય છે. સાલ ૨૦૧૪માં કરવામાં આવેલા એક સંશોધન અનુસા પાણીની કમી વ્યક્તિના મૂડને નકારાત્મક રીતે પ્રભાવિત કરી શકે છે. એવામાં અધિક પાણી પીવાથી આ પ્રકારની સમસ્યા સરળતાથી દૂર થાય છે. સંશોધનમાં સાબિત થયું છે કે, વધુ પ્રમાણમાં પાણી પીનારા લોકોનો મૂડ શાંત અને સકારાત્મક રહે છે.

સંશોધનોથી સાબિત થયું છે કે, હુંફાળું પાણી પીવાથી મેટાબોલિઝમ સુધરે છે. તેમજ શરીરપરનો મેદ ઘટાડવામાં મદદ મળે છે. ગર્મ પાણી પીવાથી

આહારમાંના ચરબીના અણુઓને ઝડપથી તોડવામાં મદદ કરે છે, જેથી વજન ઘટે છે.એવામાં રાતના ભોજન પછી એક ગ્લાસપાણી પીવાથી સ્વાસ્થયને ગુણકારી છે.

ભોજન પછી ગરમ પાણી પીવાથી પાચનક્રિયા સુધરે છે. આ ઉપરાંત રક્ત પ્રવાહ વધે છે, માંસપેશિયોને આરામ મળે છે અને શરીરમાંના ઝેરી તત્વો બહાર ફેંકવામાં સહાયક છે. સૂતા પહેલા હુંફાળું પાણી પીવાથી એસિડિટીની સમસ્યા થતી નથી.

શરદી-ઉધરસ-કફમાં રાહત આપે છે તેમજ નાક બંધ થયું હોય તો ખૂલીજાય છે

હુંફાળું પાણી પીવાથી શરદી-ઉધરસમાં રાહત આપે છે. તેમજ કફ છૂટો પડતાં કફ સરળતાથી બહાર નીકળે છે. ગરમ પાણી પીતી વખતે તેની ગરમ વરાળથી નાક શરદીને કારણે બંધ થઇ ગયું હોય તો તે ખૂલી જાય છે.

ગરમ પાણી પીતી વખતે ગ્લાસને પકડીને નાકને વરાળનો સેક આપીને ઊંડો શ્વાસ લેવો. સાઇનસથી પણ રાહત થાય છે. તેમજ સાઇનસના કારણે થતા માથાના દુખાવામાં પણ રાહત થાય છે. ઉપરાંત ગરમ પાણી ગળાથી નીચે ઊતરે છે ત્યારે ગળાને પણ સેક આપતું જતું હોવાથી શરદીને કારણે ગળામાં તકલીફ હોય તો તે પણ દૂર થાય છે.

રાતના હુંફાળું પાણી પીવાથી આખા દિવસનો થાક ઉતરે છે તેથી શરીર તાજગી અનુભવને છે. ત્વચામાં નિખાર લાવેછે,

સામાન્ય તેમજ ઠંડુ પાણી પીવાથી કબજિયાતની તકલીફ રહે છે. કબજિયાત અનેક શારીરિક સમસ્યાઓનું કારણ બને છે. ખીલ, ચહેરા પર કરચલી થવી જેવી તકલીફો થાય છે. સવારે નિયમિત રીતે નયણા કોઠે ગરમ પાણી પીવાથી આ સમસ્યાઓથી રાહત થાય છે.

ગરમ પાણી પીવાથી સેન્ટ્રલ નર્વસ સિસ્ટમ ઉત્તમ રીતે કાર્ય કરે છે. જેથી માનસિક તાણથી છુટકારો મળે છે અને મગજને શાંતિ મળે છે. રોગપ્રતિરોધક ક્ષમતા વધે છે.

બદલાતી ઋતુને કારણે સ્વસ્થ રહેવામાં થોડી તકલીફ થતી હોય છે. તેથી સવારે નયણા કોઠે ગરમ પાણીમાં લીંબુ નીચોવીને પીવાથી શરીરની રોગપ્રતિરોધક ક્ષમતા વધે છે. દાંતના દુખાવામાં ફાયદાકારક

પેઢામાં થતા સડાને કારણ દાંતમાં દુખાવો થાય છે. તેથી હુંફાળું પાણી પીવાથી રાહત થાય છે. પેઢાના સોજોમાં રાહત થતા દાંતનો દુખાવાથી છુટકારો મળે છે.

માસિક ધર્મ દરમિયાન પેટના દુખાવાની ફરિયાદ સામાન્ય છે. આવી તકલીફમાં ગરમ પાણી લાભ આપે છે. દર છ કલાકે ગરમ પાણીને ચાની માફક પીવાથી પેટની સફાઇ થાય છે અને દુખાવાથી આરામ મળે છે.

સ્વસ્થ રહેવા માટે પાણી ખૂબ જ જરૂરી છે. જળ એ જ જીવન છે. શરીરના તમામ ભાગોને યોગ્ય રીતે કામ કરવા માટે પાણીની જરૂર હોય છે. ખાસ કરીને ઉનાળામાં વધુ પાણી પાણી પીવું જોઈએ.

તીવ્ર સૂર્યપ્રકાશ અને પરસેવાના કારણે શરીરમાં પાણીની કમી થવા લાગે છે. જેના કારણે ડીહાઈડ્રેશનની સમસ્યા થાય છે. ઓછું પાણી પીવાથી આપણી ત્વચા અને વાળ પણ શુષ્ક થવા લાગે છે. શરીરમાં બેક્ટેરિયા, વાયરસ જેવા ચેપનો પણ ખતરો રહે છે. આવી સ્થિતિમાં ડૉક્ટરો વધુને વધુ પાણી પીવાની સલાહ આપે છે. જો કે, પીવાના પાણીની સાથે, પાણી પીવાની યોગ્ય રીત પણ મહત્વપૂર્ણ છે.

જો તમે ખોટી રીતે પાણી પીઓ છો તો તે શરીર માટે હાનિકારક સાબિત થઈ શકે છે. આજકાલ મોટાભાગના લોકો ગ્લાસને બદલે બોટલમાંથી પાણી પીવે છે. ફ્રિજમાંથી ઠંડુ પાણી કાઢીને ઊભા ઉભા પીવા લાગે છે. જો કે આ આદત ખોટી છે. જેના કારણે તમને ઘણું નુકસાન થઈ શકે છે.

આજકાલ મોટાભાગના યુવાનો બોટલમાંથી પાણી પીવે છે. જે સ્વાસ્થ્ય માટે સારું નથી. જ્યારે આપણે બોટલમાંથી પાણી પીતા હોઈએ છીએ, ત્યારે આપણી પાસે માત્ર એક કે બે ઘૂંટડા પાણી પીને જ રહી જઇએ છીએ. આ માત્ર તરસ છીપાવવા માટે હોય છે.

જેના કારણે આપણે ઓછું પાણી પી શકીએ છીએ. જો તમે બોટલ કરતાં વધુ પાણી પીઓ છો, તો એક સાથે ઘણા પ્રેશરથી પાણી પીવો છો. જે પોષક તત્વોને નષ્ટ કરે છે. પાણી પીવાની સાચી રીત એ છે કે એક ગ્લાસમાં પાણી લઇને તેને શાંતિથી ઘૂંટડે ઘૂંટડે ઘૂંટીને પીવો. આ રીતો આખો ગ્લાસ પીવો

બોટલમાંથી પાણી પીતી વખતે લોકો ઘણીવાર ઊભા રહીને પાણી પીવે છે. ઊભા રહીને પાણી પીવાથી શરીરને નુકસાન થાય છે.

આયુર્વેદમાં કહેવાયું છે કે, ઊભા રહીને પાણી પીવાથી શરીરમાં પ્રવાહીનું સંતુલન બગડે છે અને પછી સાંધાની સમસ્યા થવા લાગે છે. એટલા માટે કહેવાય છે કે પાણી હંમેશા આરામથી પીવું જોઈએ. ધીમે ધીમે પાણી પીવાનો પ્રયત્ન કરો.

ઘણા લોકો ફ્રિજમાંથી ઠંડા પાણીની બોટલ કાઢીને પીવા લાગે છે. આમ કરવાથી સ્વાસ્થ્યને નુકસાન થાય છે. વધુ પડતું ઠંડુ પાણી પીવાથી પાચનતંત્ર ખોરવાઈ જાય છે.

ઠંડુ પાણી પીવાથી ગળામાં દુખાવો અને શરદી થવાની શક્યતા રહે છે. તેનાથી રોગપ્રતિકારક શક્તિ પણ નબળી પડે છે. તમારે હૂંફાળું પાણી પીવું જોઈએ. જ્યારે તે ખૂબ જ ગરમ હોય, ત્યારે રૂમ ટેમ્પરેચરમાં રાખો અને બાદ થોડું ઠંડુ થયા બાદ પાણી પીવો. દરરોજ ઓછામાં ઓછું 3 લિટર પાણી પીવાનો આગ્રહ રાખો.

આમ પાણી પીવાના લાભ અને ગેરફાયદા પણ છે. અહીં આપેલી માહિતી માત્ર ધારણાઓ અને માહિતી પર આધારિત છે. અત્રે એ ઉલ્લેખ કરવો જરૂરી છે આ પુસ્તક કે કોઈપણ પ્રકારની માન્યતા, માહિતીને સમર્થન આપતું નથી. કોઈપણ માહિતી અથવા ધારણા પર અમલ કરતાં પહેલાં સંબંધિત નિષ્ણાતની સલાહ લો.

9 798889 756439